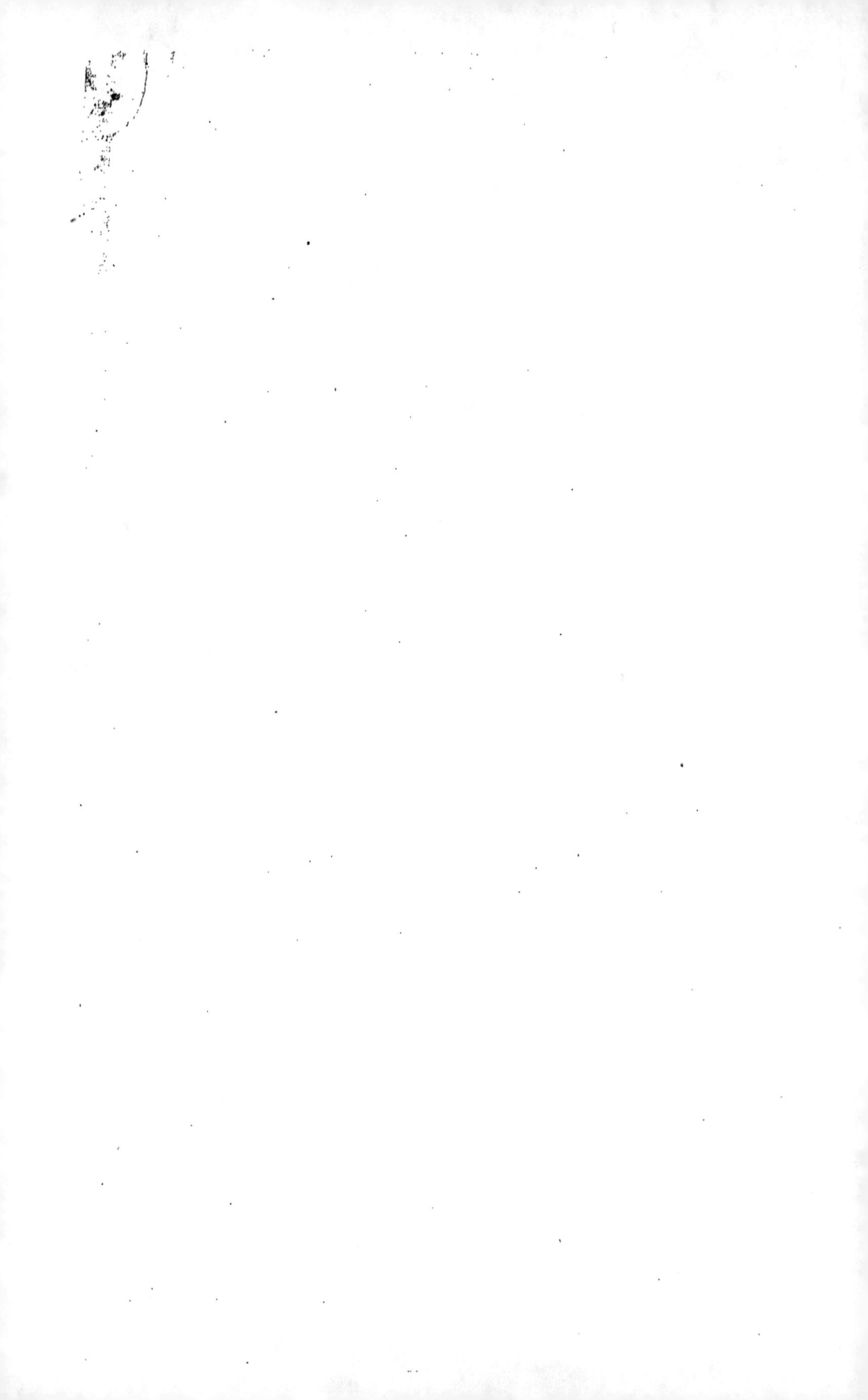

www.ingramcontent.com/pod-product-compliance
Lightning Source LLC
Chambersburg PA
CBHW032310210326
41520CB00047B/2798

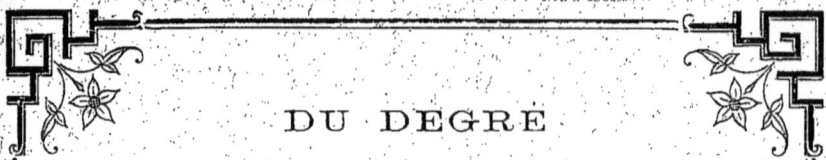

DU DEGRÉ
DE THERMALITÉ DES EAUX D'AIX

dans le traitement de

LA GOUTTE

Suite d'Études sur l'Arthritis

PAR

M. LE Dr VIDAL

Médecin aux Eaux d'Aix
Ancien médecin-inspecteur de l'établissement thermal
Chevalier de la Légion d'honneur
Lauréat de l'Académie de médecine de Paris
Membre correspondant de la Société d'hydrologie médicale de Paris
Des Sociétés de médecine de Lyon, Marseille, Genève, Chambéry, etc.
Membre de la société d'Émulation de l'Ain.

CHAMBÉRY
IMPRIMERIE CHATELAIN, SUCCESSEUR DE F. PUTHOD
4, AVENUE DU CHAMP-DE-MARS, 4

1886

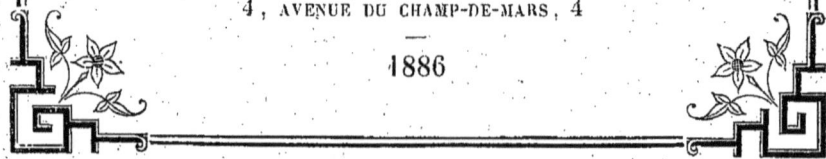

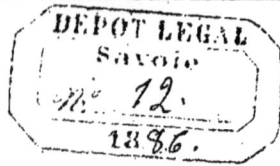

DU DEGRÉ DE THERMALITÉ DES EAUX D'AIX

DANS LE

TRAITEMENT DE LA GOUTTE

DU DEGRÉ

DE THERMALITÉ DES EAUX D'AIX

dans le traitement de

LA GOUTTE

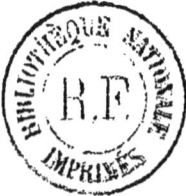

Suite d'Études sur l'Arthritis

PAR

M. LE Dr VIDAL

Médecin aux Eaux d'Aix
Ancien médecin-inspecteur de l'établissement thermal
Chevalier de la Légion d'honneur
Lauréat de l'Académie de médecine de Paris
Membre correspondant de la Société d'hydrologie médicale de Paris
Des Sociétés de médecine de Lyon, Marseille, Genève, Chambéry, etc.
Membre de la société d'Émulation de l'Ain.

CHAMBÉRY
IMPRIMERIE CHATELAIN, SUCCESSEUR DE F. PUTHOD
4, AVENUE DU CHAMP-DE-MARS, 4

1886

DU DEGRÉ

DE THERMALITÉ DES EAUX D'AIX

TRAITEMENT DE LA GOUTTE

———————

> Les types sont rares en médecine ; les maladies hybrides sont la règle, l'observation clinique nous le prouve chaque jour, surtout dans l'étude des maladies chroniques. (*Annales d'hydrologie,* tom. 28 livre I.

Les hydrologistes modernes, qui se sont spécialement occupés de l'étude comparative des eaux minérales, s'accordent généralement à dire, que les eaux alcalines et chlorurées sont spécialement affectées à la thérapeutique de la goutte, et que les eaux sulfureuses doivent être bannies dans le traitement de cette diathèse. — Parmi les eaux sulfureuses, celles d'Aix sont spécialement visées et mises à l'index dans la thérapeutique des maladies goutteuses ; à tel point qu'un des membres les plus autorisés de la Société d'hydrologie médicale de Paris [1], affirmait, sans trouver de contradicteurs, dans une des dernières séances de l'année

---

[1] M. le docteur Caulet, médecin-inspecteur des eaux de Saint-Sauveur.

1879 (tom. 24, *Annales de la Société d'hydrologie médicale
de Paris*) « que les goutteux sont impitoyablement ren-
voyés d'Aix en Savoie, tandis qu'on y traite des rhumatisants, dont les urines sont chargées d'acide urique, et qu'on
affranchit de semblables malades de leurs douleurs périodiques, pendant un temps assez long, dix ans quelquefois »:
Cette opinion n'aura rien d'exagéré, toutes les fois qu'il
s'agira de la goutte aiguë régulière, fixée à son siège d'élection, à l'articulation métatarso-phalangienne du gros orteil ;
en particulier, chez un sujet robuste dont le sang est char-
gé d'urate de soude ; quand la goutte est jeune, *adolescente*
(Pidoux) à sa période ascendante ; quand elle a des carac-
tères vigoureux, chez un sujet pléthorique ou bilieux, soumis à une vie sédentaire, à un régime substantiel, au travail de cabinet ; dans la goutte aristocratique de Sydenham,
la goutte des individus disposés aux congestions actives ;
quand elle est héréditaire, périodique, quand elle se termine
complètement, presque sans fièvre, après un accès de 15 ou
20 jours, comme cela a lieu chez « *les vaillants* » (Sydenham),
chez ceux que la goutte a rarement visités, ne laissant après
quelques accès, 5 ou 6 au surplus, malgré son acuité et
sa violence, que quelques engorgements articulaires peu
développés et peu apparents : quand il s'agira, en un mot,
de la goutte articulaire aiguë, à la première période de
l'évolution goutteuse.

Mais, il faut le dire, ces sortes de goutteux pour qui
toutes les eaux minérales sont redoutables, et qui feraient
bien de s'abstenir, non seulement des eaux sulfureuses,
mais de toutes les eaux minérales, à titre de médication curative au moins, qui ne devraient user des eaux alcalines
recommandées par quelques hydrologistes, qu'avec une
extrême réserve et comme moyen hygiénique, ainsi que le

voulait Trousseau ; ces sortes de goutteux, dis-je, sont rares aux eaux minérales qu'ils redoutent, qu'ils fuyent même, quand elles leur sont prescrites, parce qu'ils savent eux aussi, comme nous, avec Sydenham « que c'est une loi essentielle et inviolable de la nature, que l'humeur goutteuse doit toujours être expulsée aux articulations et que l'intervention intempestive de l'art médical peut être l'occasion de métastases goutteuses, de gouttes anomales, qui mettent la vie du malade en danger ».

Ils savent, en un mot, qu'ils sont en quelque sorte favorisés dans les manifestations de leur goutte, car ils ont la goutte articulaire régulière, fixe.

C'est à propos de la goutte articulaire fixe, qu'on a souvent répété ce dicton aussi populaire que médical : « N'a pas la goutte qui veut ». Un de nos maîtres, Mélier, qui a laissé des souvenirs encore bien vivants à la Société d'hydrologie, qu'il a si dignement présidée à sa création, le répétait complaisamment, à l'occasion de chacun de ses accès de goutte articulaire au gros orteil.

Du reste, il est un fait absolu dans la goutte, comme le dit avec tant de vérité M. Durand-Fardel, « c'est que toute action perturbatrice, apportée à l'évolution naturelle de ses déterminations, entraîne des conséquences graves et facilement funestes ».

« Lorsque la goutte est troublée par une médication indue (Sydenham), le corps se transforme en une sorte de foyer permanent de maladie, la nature cesse de pourvoir par sa méthode accoutumée à l'élimination, etc. »

Il ne convient pas surtout de la *lessiver* (Pidoux) par une médication alcaline trop active; à moins d'en faire, au bout de peu d'années, une goutte irrégulière, viscérale, anomale, avec ses manifestations protéiformes, multiples, qui constituent à elles seules toute la clinique des maladies chroniques, celles des affections catarrhales en particulier.

Mais, si la goutte articulaire aiguë ne doit pas être traitée
comme le rhumatisme articulaire, à sa période d'acuité, il
n'en est pas de même de la goutte articulaire chronique,
de la goutte irrégulière, viscérale, anomale ; car cette forme
asthénique de la goutte offre un vaste champ d'observations
aux eaux d'Aix, dont j'ai seulement à m'occuper ici, et où,
sans être aussi curatif que dans le rhumatisme, le traitement lui est éminemment favorable ; à la condition, bien
entendu, d'être dirigé médicalement.

Le diagnostic différentiel de la goutte et du rhumatisme
doit occuper une place importante dans l'étude de la goutte
chronique, pour ne pas s'exposer à confondre des affections
qui ont tant de points de ressemblance entre elles, qui sont
si difficiles à séparer l'une de l'autre. L'arthritique est,
en effet, classé parmi les rhumatisants, ou parmi les goutteux, suivant les tendances du médecin qui le dirige ; tendances basées sur l'éducation personnelle de chaque praticien, mais qui relèvent moins que ses autres connaissances
de ses premières études médicales et de la clinique des
hôpitaux, où le nombre des vrais goutteux est si restreint.

Les données de la science moderne sont, en même temps,
très insuffisantes pour asseoir une opinion incontestable sur
ce point de clinique médicale ; c'est ainsi que le malade
qui arrive aux eaux minérales est frappé, comme le médecin
qui l'examine à son arrivée, de la divergence d'opinions
qui existe entre les médecins dont il a demandé l'avis sur
son état, avant de prendre une décision relativement au
choix des eaux et à la manière de les employer.

S'il existe une différence sensible entre la goutte articulaire aiguë et le rhumatisme articulaire, cette différence n'existe plus autant entre la goutte chronique articulaire et le rhumatisme. La découverte de l'acide urique dans le sang des goutteux, qui a paru un argument sans réplique, en faveur de la distinction à établir entre la goutte et le rhumatisme aigu, n'existe plus dans la goutte chronique, ainsi que le démontrent les observations et les analyses chimiques nombreuses, des produits excrétés par le goutteux. Des observations sérieuses faites à l'hôpital Saint-Louis, à Paris, dans le service de M. le docteur Vidal, par M. le docteur Caulet, pour déterminer les proportions relatives d'urée et d'acide urique excrétés, dans certaines maladies constitutionnelles chroniques : la dartre et l'arthritisme, battent en brèche, ainsi que le dit M. le docteur Leudet (compte-rendu de la session de 1881), l'opinion de ceux qui admettent, et ils sont nombreux, que la discrasie urique est l'un des éléments constitutifs de la diathèse arthritique.

M. Caulet a trouvé que le rapport de l'acide urique à l'urée dans les maladies chroniques, ne varie que de quelques millièmes. On n'est donc point en droit de conclure, que la présence de l'acide urique soit la cause immédiate de la goutte et le caractère fondamental de sa manifestation.

Il y a aussi entre la goutte chronique et le rhumatisme chronique bien des intermédiaires ; car si l'acuité groupe les maladies, la chronicité les disperse ! Il existe bien des maladies qui se composent d'éléments multiples plus ou moins prédominants, plus ou moins altérés, qui proviennent des hérédités, de leurs croisements ; qui varient à l'infini, parce que la constitution propre des malades, leur genre de vie exercent de grandes modifications dans la marche des diathèses. Il existe, en un mot, de nombreuses métamorphoses de la goutte et du rhumatisme, *des métis*, suivant l'expression choisie par Pidoux, et des rapports parfois si positifs entre la goutte et le rhumatisme, qu'il est impossible de séparer radicalement ces deux diathèses, et qu'il est légitime de les placer à côté l'une de l'autre, dans le même cadre nosologique ; « ce sont, nous dit encore M. Besnier, deux individualités connexes, distinctes, qu'on ne peut confondre absolument ni séparer complètement ». (P. 441, *Dictionnaire encyclopédique des sciences médicales.*)

« Si l'on n'admet pas ces combinaisons des diathèses, beaucoup d'affections chroniques sont, pour le médecin, des problèmes insolubles. » (Noël Guéneau de Mussy, p. 263, *Clinique médicale.*)

M. Durand-Fardel, qui possède une si grande autorité, dans l'étude des maladies chroniques, sépare nettement avec Garrod, Barthe, Trousseau, Charcot, la goutte du rhumatisme, et il est encore plus explicite. « Il n'est pas toujours aisé, dit-il, de déterminer le caractère rhumatismal ou goutteux d'une tuméfaction articulaire. J'avoue que, pour mon compte, je rencontre quelquefois de ces cas embarrassants ; je m'en tire comme tout le monde, en parlant de rhumatisme goutteux ; c'est un moyen terme, qui ne compromet point vis-à-vis du malade et fournit une expression qu'on ne peut point toujours décliner ».

Quand un praticien aussi éminent que M. Durand-Fardel ne craint pas d'avouer son embarras, lorsqu'il s'agit du diagnostic différentiel de la goutte et du rhumatisme, même dans les cas les plus simples, dans les manifestations articulaires, quelle ne doit pas être l'incertitude des autres hydrologistes, en face des affections viscérales si nombreuses, qui se rencontrent quotidiennement dans la clinique des eaux minérales, en face de toutes les affections des voies respiratoires, de l'asthme, des névroses, des cardiopathies, en face des migraines si fréquentes chez les arthritiques, des affections oculaires, hémorroïdales, utérines, etc., etc., de certaines éruptions érithémateuses, squammeuses et papulo-squammeuses, en face de ces goutteux, en un mot, dont la goutte est beaucoup moins féconde en produits uratiques ; de ceux que mon regretté maître et ami Lasègue appelait, dans son langage familier, *les petits goutteux*, pour les distinguer des goutteux à tophus, à déformations articulaires très accusées, à désordres viscéraux graves et rebelles. Chez ces goutteux à faibles manifestations, en effet, la goutte ayant cessé de se déverser à la surface et dans l'épaisseur des appareils articulaires, ne laisse que des lésions analogues à celles du rhumatisme. « Elle manque d'une marque précisément caractéristique. » (Durand-Fardel).

Malgré les difficultés cliniques de séparer radicalement le rhumatisme de la goutte, ne sachant jamais où finit le rhumatisme, où commence la goutte, je terminerai cette étude sur le traitement de la goutte aux eaux d'Aix, (je donnerai ainsi le résultat de mon expérience), en publiant quelques observations, dans lesquelles je reproduirai des types de goutte chronique, dont les traits seront suffisamment accusés, et dont le diagnostic sera non seulement revêtu de signatures capables d'inspirer la confiance, mais où il sera fortifié, par des aperçus sur l'action physiologico-pathologique des eaux d'Aix. C'est donc au traitement thermal lui-même, que je demanderai aussi les moyens de diagnostic, que la science moderne ne peut nous fournir, pour reconnaître la goutte chronique.

Les eaux d'Aix sont éminemment révélatrices ; les mouvements imprimés à notre organisme, par ces eaux, ont de tout temps inspiré des sentiments de crainte ou de con-

fiance, parce qu'on a vu le danger où la vertu des eaux qui
aggravent ou qui améliorent; elles possèdent à un haut
degré la propriété d'exagérer toutes les manifestations des
diathèses, celles qu'elles sont susceptibles de guérir, comme
celles sur lesquelles elles n'ont aucune action curative.

Elles possèdent cette action manifestante ou révélatrice,
à un haut degré, dans la syphilis; elles la possèdent aussi
dans la goutte, dont elles réveillent très promptement et
activement les manifestations. Ce réveil plus ou moins
prompt, plus ou moins vif des douleurs articulaires en particulier, nous aidera puissamment à reconnaître la goutte et
à la distinguer du rhumatisme. En effet, si le malade atteint
de rhumatisme peut être soumis impunément, avec avantage même, au traitement thermal le plus actif; si l'on peut
entreprendre avec le plus grand succès une cure thermale
dans le rhumatisme articulaire aigu, avec la fièvre, le pouls
à 120 pulsations, un bruit de souffle au cœur, la langue
blanche, la soif vive, les urines très sédimenteuses, rares
même, les articulations encore rouges, tuméfiées, douloureuses (ainsi que je l'ai publié en 1851, observ. 10, dans
mon *Essai sur les Eaux minérales d'Aix*, et dans les différentes études que j'ai publiées en 1856, en 1864 et 1865) ; il
n'en est pas de même du goutteux, chez qui l'intolérance
est prompte et manifeste, aussitôt qu'on enfreint les règles
qui doivent présider à son traitement. C'est donc comme
pierre de touche, qu'on peut utiliser l'action des eaux d'Aix,
dans l'étude de la goutte chronique, avant de les utiliser
comme moyen curatif de cette maladie.

Sous l'influence des eaux d'Aix, dans le rhumatisme, le
réveil des douleurs articulaires ou du trouble fonctionnel
est modéré; il ne préoccupe ni le médecin, ni le malade
lui-même : dans la goutte chronique, le réveil articulaire

ou le trouble viscéral est toujours plus vif ; il est quelquefois violent ; dans la goutte sub-aiguë, il demande à être
surveillé et exige même la suspension de la cure thermale
pendant quelques jours. Chez les rhumatisants, il n'en est
jamais ainsi et la douleur cède et disparaît avec la continuation de la cure.

La goutte chronique n'est donc jamais aussi justiciable
des eaux d'Aix que le rhumatisme ; le degré de tolérance
des eaux n'est pas le même, les effets immédiats ne sont
pas identiques et les effets consécutifs ne sont ni aussi
prompts, ni aussi durables. Les phénomènes qui se produisent dès les premiers jours de la cure, permettent au médecin exercé de poser un diagnostic, d'être plus affirmatif
dans son opinion, et de diriger dès lors le traitement thermal
en conséquence ; car le traitement de la goutte n'est pas
celui du rhumatisme.

Je classerai mon malade au nombre des goutteux, toutes
les fois que ses hérédités seront franchement goutteuses,
que les manifestations articulaires de la goutte au gros orteil
seront franches (quand il y aura des productions tophacées,
le doute ne sera plus possible), quand les urines seront
graveleuses ou habituellement sédimenteuses, chargées
d'acide urique, quand le malade aura été hémorroïdaire
dès sa jeunesse, et avec M. Guénaud de Mussy, quand
l'explosion d'une manifestation articulaire sera précédée
d'alternatives diverses de la santé qui révèlent l'impression
de la diathèse, telles que : accidents dyspeptiques, névralgies, crampes, constipations opiniâtres ; la goutte se place,
pour ainsi dire, au foyer du travail nutritif et trouble les
fonctions digestives et assimilatrices.

Le diagnostic étiologique nous montre aussi que le rhumatisme est toujours produit par le froid, dont l'action est plus restreinte dans la goutte, qui a ses poussées au printemps et au moment des grandes chaleurs.

Enfin, les premiers effets de la cure thermale, les premières manifestations articulaires ou viscérales, les premiers effets physiologico-pathologiques des eaux, confirmeront mon diagnostic, en raison de leur intensité et de leur durée elle-même.

La direction à donner à la cure sera nécessairement la conséquence de ces observations, et il conviendra de la doser méthodiquement en généralisant ou en localisant son action. Les procédés hydrothérapiques auront la préférence dans le traitement de la goutte chronique, car le traitement de la goutte doit avoir surtout pour effet de favoriser en même temps les fonctions digestives, cutanées et urinaires, les assimilations et les désassimilations ; de régulariser l'innervation, toujours sensiblement troublée dans l'accès de goutte, de prévenir les congestions viscérales, de ramener l'équilibre dans les fonctions de l'organisme, de les harmoniser, de porter une activité et une vie nouvelle dans l'intimité des digestions cellulaires. (Beni Barbe.)

Toutes les fois que le traitement thermal d'Aix sera ainsi compris et dirigé, la goutte chronique pourra être enrayée dans ses manifestations, dans ses tendances progressives, dans sa marche vers la cachexie goutteuse, qui en est souvent la terminaison fatale.

Il a fallu opérer une transformation complète de l'Établissement thermal d'Aix, pour arriver aux modifications nécessaires au traitement de la goutte.

J'ai été frappé, dès les premières années de ma pratique médicale dans cette station, de la nécessité de modérer l'action thermale, toujours trop stimulante, des eaux d'Aix.

Quand j'ai été appelé, en 1861, à la direction médicale de l'Établissement thermal, j'ai trouvé le concours éclairé et bienveillant de l'éminent ingénieur hydrologiste, Jules François, celui de MM. Meisonnier et Lachat, ses successeurs, et celui de l'architecte Pellegrini. Grâce à ce précieux concours, l'installation, déjà commencée, de tout un outillage hydrothérapique, propre au mélange exactement dosé des eaux froides avec les eaux thermales, a été habilement terminée. La construction de nouveaux et nombreux cabinets balnéaires a été décrétée.

Ces changements heureux pour le mode d'application des eaux d'Aix, ont été bientôt suivis de succès. Les cures ont été plus aisément dosées, plus faciles à suivre, les résultats obtenus plus heureux et plus nombreux ; l'affluence des malades a été considérable. C'est à dater de ce moment, que commence la prospérité réelle des eaux d'Aix, et que les malades atteints de la goutte chronique y affluent ; car c'est depuis cette époque que le traitement de la goutte chronique est devenu d'une application facile.

La médication suivie depuis lors n'est plus, en effet, ce qu'elle était à une époque où la sudation était la règle ; ce qui a fait dire à un de nos plus grands hydrologistes, à Pidoux : « Autrefois, Aix se distinguait par la brutalité primitive et un peu sauvage de sa méthode de douches, de bains, d'étuves, de sudations ; il fallait avoir des rhumatismes bien lymphatisés, bien froids, des paralysies bien apathiques, pour n'être pas surmené par ce dosage et ces procédés d'une autre civilisation médicale. (*Rapport général sur les eaux minérales,* 1866.) Aujourd'hui, la cure

est moins aveuglément excitante et sudorifique à tout prix ;
au moyen de ces eaux avec lesquelles on ne savait que faire
suer, on révulse, on substitue, on tonifie, on altère, suivant
les indications. »

Ce ne sont point, en effet, les sudations profuses qui
conviennent quand l'état digestif est troublé, comme
cela arrive toujours chez le goutteux, à la fin de l'accès,
et que le malade tombe complètement dans l'affaiblissement ; il faut combattre, par d'autres moyens, la dé-
pression nerveuse que la douleur a imprimée à l'organisme et le défaut de réaction, qui résultent d'un repos pro-
longé.

On conseille toujours le changement d'air, un voyage, au
malade qui arrive à la fin d'un accès de goutte. Le voyage
est en effet éminemment utile au malade qui a été pendant
si longtemps privé de l'air extérieur ; il amène le remonte-
ment général de l'organisme ; il suffit à calmer les troubles
de l'innervation ; mais il ne favorise pas la résolution complète des jetées péri-articulaires, qui se produisent si souvent dans la goutte et qui tendent à ramener plus prochai-
nement un nouvel accès.

Trousseau, qui était aussi circonspect qu'il faut l'être, à
l'endroit des eaux minérales, au sujet de la goutte, dirigeait
vers les eaux d'Aix, non seulement ses malades atteints de
goutte chronique, mais aussi ceux qui étaient atteints de
goutte aiguë et sub-aiguë. La note suivante m'a été adressée
par ce grand maître, dont l'enseignement a été si remarquable :

« M..... a eu des accès de goutte violents et multiples,
qui lui ont laissé des engorgements articulaires graves. Je
sais que vous ne pouvez rien contre la goutte aiguë, et je ne

vous demande rien. Mais vous pouvez beaucoup contre les engorgements articulaires qui succèdent à la goutte. Je vous demande de dérouiller les jointures malades et de retarder les attaques. »

Les nombreux malades que Trousseau adressait aux eaux d'Aix, venaient peu de temps après l'accès et supportaient à merveille les traitements qui leur étaient indiqués. Je reviendrai plus tard sur l'utilité, sur la nécessité même, de prendre les eaux aussitôt après l'accès, chez les goutteux ; cette condition trop peu connue, est importante à signaler, car la tolérance des eaux ne s'établit qu'à cette condition.

Si les eaux d'Aix sont indiquées pour résoudre les tophus de la goutte, elles le sont aussi pour combattre les formes torpides de la goutte, quand elle abandonne les jointures pour se fixer sur les organes.

C'est aux eaux sulfureuses que Pidoux attribue le plus d'utilité dans la goutte chronique. « Ces eaux exercent, dit-il, sur l'état général de l'organisme, une action qui tend à ramener et à fixer même sur les articulations, ces manifestations mobiles que l'affaiblissement de la constitution tendrait à rendre de plus en plus désordonnées. Elles réintègrent plus puissamment l'hématose et surtout plus solidement que les ferrugineux. Que les eaux sulfureuses poussent à la goutte, ajoute-t-il, cela n'est pas douteux ; que, par la même raison, elles excitent les reins, congestionnent le foie, stimulent le cœur, ces sièges d'élection de la goutte, cela ne paraît pas moins certain. »

« Ces propriétés peuvent parfaitement être utilisées chez des sujets lymphatiques et goutteux par hérédité, lesquels sont en proie à des accidents pulmonaires ou gastriques

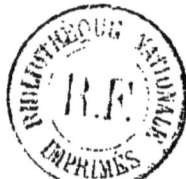

2

graves ou rebelles, tant que, sous l'influence d'une revivification de la goutte par les eaux sulfurées, ils n'ont pas fait dominer l'un de ces éléments de leur maladie sur l'autre. »

OBSERVATIONS

Les premières observations relatives à la goutte et à son traitement par les eaux d'Aix, qui ont été publiées, datent de 1808 ; elles sont de Dacquin (page 228 *des Eaux thermales d'Aix, etc.*) ; ce sont deux observations de goutte froide accompagnée de bouffissures aux articulations. Dans l'une il est dit que le malade a obtenu un soulagement remarquable constaté pendant plusieurs années, par Dacquin lui-même. Depuis cette date de 1808 jusqu'en 1859, il n'a pas été publié d'observations de goutte aiguë ou chronique et de son traitement. J'ai publié à cette époque, dans mon compte-rendu des eaux d'Aix, comme président de la commission médicale, quelques notes suivies d'observations médicales. Mais les médecins de cette station ont tous eu l'occasion de faire des applications heureuses de ces eaux, dans le traitement des maladies goutteuses, et savent que la goutte sub-aiguë ou chronique est justiciable des eaux d'Aix.

Un des médecins de cette station a pourtant écrit, en 1885, dans l'une de nos meilleures publications (au feuilleton), que les goutteux ne viennent se faire traiter aux eaux d'Aix, que depuis une époque très récente qui remonte au voyage d'un jeune médecin de cette station en Angleterre, après la guerre. Je ne m'arrêterai pas à cette opinion, qui pêche par son exclusivisme ou par une connaissance très imparfaite de ce point important de clinique thermale aux eaux d'Aix.

1re OBSERVATION

Goutte chronique, articulaire, musculaire et viscérale.

Je me fais un devoir de reproduire ici l'une des observations que j'ai publiées en 1860, parce que la malade qui en fait l'objet, représente un type très complet de la goutte chronique articulaire et viscérale, tel que j'ai voulu le déterminer dans cette publication. Le diagnostic a une haute importance, il est de Rayer. Cette observation vient aussi à l'appui des craintes que j'ai toujours exprimées sur les dangers des cures thermales trop actives, et à haute thermalité chez les goutteux. Rayer recommande, à l'occasion de cette malade, la prudence et la modération dans le traitement. Cette règle n'est pas toujours suivie par les malades qui fréquentent notre station ; c'est la cause de tous les méfaits, qui sont signalés chez les goutteux soumis à la cure d'Aix, et c'est la cause aussi, de la crainte que le traitement par les eaux d'Aix inspire à un très grand nombre de praticiens.

Si les sudations profuses conviennent aux rhumatisants, il faut conserver ches les goutteux, l'intégrité des fonctions

cutanées, digestives et urinaires et n'employer les eaux qu'à
des températures abaissées le plus souvent, jusqu'à 32 ou
34 degrés. La cure des goutteux devient ainsi une cure
hydrothérapique plutôt qu'une cure vraiment thermale.

Tous les malades qui font l'objet des observations suivantes ont été soumis à ce mode d'emploi des eaux ; je
revendique une large part dans le développement qu'il a
pris dans notre station.

« Madame B... a éprouvé depuis plusieurs années divers
dérangements dans sa santé, qui tous doivent être rattachés
à une disposition goutteuse : 1° une céphalée fréquente ;
2° un dépôt d'acide urique dans les urines ; 3° des gonflements de plusieurs articulations, notamment des doigts ;
4° un pityriasis considérable ; 5° des palpitations. J'ai en-
gagé Madame B... à aller aux eaux d'Aix pour consolider la
guérison de son pityriasis et pour rendre de la souplesse
aux jointures. Toutefois, à cause de la céphalée et des battements de cœur, je pense qu'il ne faut pas s'attacher trop
fortement à dégager les jointures ; ce qu'il faut obtenir,
c'est qu'elles ne s'affectent pas trop profondement. » (Signé
Rayer, Paris 1849.)

Cette observation représente en effet toutes les phases de
la vie d'un goutteux, avec son hérédité, ses troubles articulaires, cutanés et viscéraux, plus ou moins profonds et
graves.

Madame B... est venue six fois environ aux eaux d'Aix,
avant la publication de son observation en 1860. Elle est

allée dans les intervalles aux bains de mer, à Plombières, à Luchon, à Vichy, à Ems. Elle est revenue encore cinq fois aux eaux d'Aix depuis 1860, et elle a vécu, en se traitant ainsi, dans des conditions de santé relativement très bonnes, jusqu'à l'âge de 75 ans. Elle a succombé aux suites d'une hémiplégie.

Des accidents sérieux que Rayer a attribués à la goutte se sont produits chez Madame B... dans les intervalles de ses cures aux eaux minérales. Elle a éprouvé successivement des douleurs articulaires franches, des métrorrhagies et des accidents diabétiques dont elle a toujours triomphé.

Les cures suivies dans notre station thermale, se sont généralement composées de 10 à 12 douches tièdes, à 34 degrés, prises en 24 jours ; c'est-à-dire une douche tous les 2 jours seulement, avec massage général, mais en ayant soin de ménager les jointures sujettes aux fluxions goutteuses, surtout au début de la cure. Ces jointures ont été traitées directement par des douches locales de vapeur, à la température normale de l'eau.

Madame B... ne prenait pas de bains ; elle buvait régulièrement de l'eau d'Evian à ses repas. Malgré ces précautions, j'ai toujours observé des troubles articulaires et viscéraux pendant la cure : les articulations redevenaient sensibles, rouges et sujettes à un retour de fluxion passagère.

La cure elle-même a souvent été interrompue, ce qui ne se voit jamais chez les rhumatisants. Les résultats favorables des eaux se sont toujours fait attendre deux et trois mois après les cures thermales, et jamais les articulations métacarpo et métatarso-phalangiennes n'ont subi de nouvelles déformations, depuis ces cures thermales.

L'effet des eaux a donc été d'amener une modification, une amélioration chaque fois sensible dans l'état général de cette malade, en même temps qu'une atténuation des douleurs et un arrêt dans le mouvement de déformation des jointures. Une cure thermale chaude n'a jamais été tentée chez Madame B... : elle n'aurait pas été supportée ; le réveil des douleurs articulaires eût été excessif, et les troubles cardiaques et gastriques eussent encore moins permis l'usage des eaux prises à des températures élevées. Les eaux d'Aix ont ainsi largement contribué à atténuer la goutte dans ses diverses manifestations, chez Madame B...

L'opinion de Rilliet, de Genève, relativement au traitement de la goutte, par les eaux minérales, était qu'il y a des goutteux chez qui l'influence palliative du traitement thermal, très prononcée d'abord durant les premières années, s'amoindrissait ensuite, pour cesser de se faire sentir et laisser plus tard la goutte reprendre son ancienne allure. L'observation de cette malade confirme l'opinion du maître et ami que je viens de citer : il faut changer de station pour se mettre à l'abri d'une sorte d'accoutumance ; chaque eau minérale s'adresse du reste à une nouvelle phase, à une nouvelle localisation de la diathèse goutteuse.

2ᵉ OBSERVATION

Le malade qui fait l'objet de cette observation est arrivé de Moulins avec la consultation suivante : « J'adresse à Aix et je recommande à vos bons soins M. de B..., d'un tempérament nervoso-billieux, bien constitué, âgé de 62 ans, qui, fils de goutteux, est lui-même porteur d'une névrose arthritique, justiciable en partie des eaux d'Aix et de celles de Marlioz. C'est une espèce d'asthme nerveux ; mais, si l'on veut parler rigoureusement le langage scientifique, il ne s'agit point d'un asthme, attendu que les bronches, les voies respiratoires et le cœur sont indemnes de toute lésion persistante. Percutez et auscultez, vous verrez comme moi, que ces organes ne laissent rien à désirer, sous aucun rapport. Cependant, M. de B... éprouve presque quotidiennement des suffocations nocturnes, qui, si elles ne sont point dangereuses, sont horriblement fatigantes. Il s'agit à mon avis, d'un spasme diaphragmatique, qui ne permet pas au patient de reprendre à fond sa respiration ; il lui semble qu'il ne respire que du quart supérieur de la poitrine et que les trois quarts inférieurs sont impropres à la pénétration de l'air ; de là un état d'angoisse, une orthopnée, que le malade vous décrira lui-même bien mieux que je ne le fais. Mais, pendant un accès, rien à l'auscultation ni à la percussion, rien, dis-je, des phénomènes caractéristiques de la crise d'asthme. Les fumigations belladonées, nitrées, etc., sont inutiles ; aussi, si jamais j'ai cru à un asthme véritable, c'est avant d'avoir assisté moi-même à ces crises, et sur la foi de diagnostics antérieurs ; mais depuis que j'ai vu, je crois, je vous le répète, à un spasme de nature arthritique, du muscle diaphragme. La légitimité de ce diagnostic est du reste confirmée par les antécédents personnels de M. de B... Signalons seulement l'existence d'une crampe des écrivains, d'une localisation arthritique sur la cuisse droite sous forme de sciatique ; d'un pityriasis disséminé sur la poitrine ; d'un urticaire ; d'apparitions hémorroïdales passagères ; enfin de douleurs caractéristiques aux orteils et de granulations persistantes à la gorge, que Marlioz et les salles d'inhalation amélioreront certainement. Ajoutez à cela, la révulsion cutanée que vous établirez à Aix, et je crois que de tels éléments curateurs doivent apporter un grand soulagement, dans cette névrose arthritique. J'oubliais de vous signaler une dyspepsie flatulente. Veuillez agréer, etc... » (Signé Dr Décrand, Moulins, 24 juin 1879.)

Le traitement thermal du malade, qui est le sujet de cette très intéressante consultation, s'est composé de 14 douches générales à 36 ou 37 degrés, avec massage ; les douches ont été divisées en séries de deux, et un bain sulfureux de 20 minutes le troisième jour (jour du repos de la douche), avec douche révulsive sur les pieds en sortant du bain ; de 21 inhalations gazeuses froides de Marlioz et de la boisson, des eaux d'Aix le matin et de Marlioz dans l'après-midi : un à deux verres de chaque.

Ce traitement qui a duré 24 jours environ, a été bien supporté ; le malade, qui n'a eu que de légères manifestations de douleurs articulaires et de sciatique, a retrouvé le sommeil et le calme dès les premiers jours de son arrivée à Aix et jusqu'à la veille de son départ ; il n'a pas eu une seule crise de suffocation pendant tout ce temps. Au vingt-quatrième jour, une agitation sensible ayant commencé à se produire, j'ai cru utile de cesser immédiatement la cure ; je n'avais du reste, plus rien à lui demander.

Les urines examinées pendant cette cure n'ont fourni ni sucre, ni albumine, mais ont charrié des quantités très abondantes de sables rouges et ce phénomène critique a persisté en même temps que l'abondance des urines, pendant le séjour du malade aux eaux d'Aix. Cette voie d'élimination, choisie par l'organisme lui-même, contre-indiquait évidemment une cure thermale à température élevée.

Il résulte, d'observations que j'ai faites avec le concours éclairé de M. Folliet, pharmacien et chimiste très estimé de notre station, qu'il se produit constamment à la suite des premières opérations thermales, une élimination considérable d'urée et d'acide urique, dans les urines des malades soumis à la cure d'Aix, quand elle est faite avec méthode et attention ; ces observations ne sont point encore assez nombreuses pour faire l'objet d'une publication.

Le malade qui fait le sujet de cette observation, est un arthritique que je ne suis pas autorisé à classer parmi les goutteux, comme la malade de l'observation précédente, malgré ses hérédités goutteuses ; mais, il m'est difficile aussi de le classer parmi les rhumatisants. L'urticaire, les hémorroïdes, la pharingite rebelle, la manifestation articulaire du gros orteil, sont plutôt le lot du goutteux que celui du rhumatisant. Je lui conserverai la désignation d' arthritique qui lui a été assignée par le médecin distingué, qui l'a envoyé aux eaux d'Aix. La tolérance toute spéciale qu'il a apportée à la médication instituée, me confirme du reste, dans ce diagnostic. Cette observation a été placée ici, parce que ce malade représente un type intermédiaire entre l'arthritique goutteux et l'arthritique rhumatisant. Les eaux nous ont servi dans la détermination de la diathèse ; chez la malade de la première observation, la suceptibilité est excessive, le réveil des douleurs et des manifestations viscérales est prompt, redoutable même ; tandis que chez ce second malade, tout au contraire se passe facilement, et sans la moindre préoccupation, pour le médecin dirigeant la cure. Le résultat obtenu est, en même temps, plus complet et plus définitif que dans la vraie goutte.

3e OBSERVATION

Le malade qui est le sujet de cette observation, a été envoyé aux eaux d'Aix, par le docteur Marchand, de Soissons, avec la lettre suivante : « M. Ch..., marchand de vins, bonne constitution, vie irrégulière à tous les points de vue, a commencé à souffrir de la goutte à la fin de l'été dernier. Les premières manifestations, très fugaces, quoique très douloureuses, ne forcèrent pas le malade à prendre du repos ; il continua à se livrer à ses occupations professionnelles qui l'obligent à une grande irrégularité de régime. L'accès réel, net, franchement aigu, commença en octobre, pour durer tout l'hiver, affectant successivement, les petites, puis les grandes articulations, les tendons et les ligaments qui les avoisinent. Les jointures particulièrement maltraitées furent celles qui portent encore les traces de la fluxion et de la stase : les articulations péronées et astragaliennes, celles du gros orteil, du genou, du poignet gauche. Pendant la durée de l'accès, j'ai observé deux fois des troubles viscéraux : la première fois, des palpitations violentes avec dyspné sans que l'auscultation m'ait permis de distinguer aucune lésion d'orifice ou de valvule ; la deuxième fois, sur les reins avec de véritables coliques néphrétiques, suivies d'une élimination très abondante de sables rouges. Pendant toute la durée de l'attaque, les urines ont eu une densité élevée de 1034 à 1040, et une réaction très acide ; vers la fin, elles ont été extrêmement sédimenteuses. Pendant tout l'hiver, le malade n'a pour ainsi dire pas été un jour sans fièvre ; c'est ce qui explique la déperdition considérable d'embonpoint et de forces, qu'il a subie. Depuis deux mois, l'amélioration va croissant, mais il y a encore beaucoup à faire ; il est, je crois, dans les meilleures conditions, pour suivre une cure utile aux eaux d'Aix. Veuillez agréer, etc... (Signé Dr Marchand, Soissons, 22 juin 1879.) »

M. Ch..., 48 ans, bilioso-nerveux, hérédité herpétique, est hémorroïdaire ; il a la face rouge et colorée par un acné, qui siège spécialement aux ailes du nez ; à son arrivée aux eaux d'Aix, ce malade a beaucoup de peine à faire quelques pas dans la chambre ; les articulations métatarso-phalangiennes du gros orteil particulièrement sont très sensibles, tuméfiées et déformées ; les genoux sont gonflés, douloureux, les moindres mouvements sont accompagnés de craquements sensibles ; le malade est faible, déprimé, anémique ; son pouls est irrégulier et accéléré.

Le traitement thermal se compose de 12 douches générales à 36 degrés, de 5 à 8 minutes chaque, avec massage sur le trajet des muscles seulement, et tous les deux jours seulement aussi, en évitant soigneusement de masser ou doucher les jointures malades, des pieds, des mains et des genoux, qui sont trop sensibles et douloureuses, pour pouvoir supporter le moindre contact de l'eau ou de la main. Les jointures sont traitées directement tous les deux jours, par la douche locale de vapeur, dite douche Berthollet.

Pendant cette première cure, M. Ch... a souffert aussi de douleurs prœcordiales et de syncopes qui ont réclamé une grande surveillance ; ces syncopes et la sub-acuité des douleurs articulaires ont interdit l'usage du bain, qui n'aurait pas été supporté. Ce malade est porté au lit après la douche, il y séjourne deux heures au moins, et boit pendant ce temps du bouillon et du vin. Grâce à ces soins et à ces précautions, le traitement est bien supporté ; j'assiste du reste à l'opération thermale, pendant les premiers jours de la cure. Au bout de huit jours, l'appétit est revenu, les digestions sont meilleures, le sommeil est assez bon, les selles presque régulières, les forces reviennent, et après 15 jours de cure, M. Ch... marche avec deux cannes. Il part après un mois de séjour, pendant lequel il a pris seulement 12 douches générales et 12 douches locales de vapeur ; l'état général surtout, a été l'objet de toutes mes préoccupations, pendant cette première cure thermale.

S'étant parfaitement trouvé de cette première cure, ce malade revient deux mois après et fait une seconde saison de 12 douches divisées en séries de deux douches, alternant avec un bain de 15 à 20 minutes pris le troisième jour. C'est pendant cette seconde cure, qu'on a pu s'occuper plus spécialement des articulations malades ; l'arrosage et le massage même de ces articulations a été en effet bien supporté, cette seconde fois, et les eaux n'ont amené qu'un faible réveil des douleurs articulaires ; pendant l'hiver qui a suivi cette seconde cure, le malade a pu reprendre ses occupations. M. Ch... est encore revenu aux eaux d'Aix en 1880, 1881 et 1882. La déformation des pieds et des mains n'a jamais complètement disparu ; ces articulations étaient trop fortement luxées, à la suite de la première attaque de goutte, pour qu'un retour fût possible, mais les craquements des genoux ont sensiblement diminué et la marche est devenue relativement assez facile, avec le secours d'une canne seulement.

Ce malade était bien un goutteux, comme l'a pensé mon savant collègue de Soissons ; mais un goutteux sans hérédités goutteuses, un goutteux à la première génération, un goutteux professionnel, de plus, un goutteux arrivé pour la première fois aux eaux d'Aix, à la fin d'un accès, un goutteux affaibli et anémique ; d'où la tolérance si complète qu'il a apportée à la cure thermale, dont les résultats ont été si promptement et si entièrement favorables. L'effet des eaux a été d'agir sur l'état général du malade, de modifier les fonctions de la peau, qui étaient fortement perverties par des sueurs passives et profuses, de régulariser les battements du cœur, de calmer le système nerveux, d'activer les fonctions digestives, de remonter ainsi l'organisme. Les désordres articulaires ont été immédiatement atténués sous l'influence de la modification générale de l'économie ; mais les articulations n'ont été réellement traitées directement, que dans les cures qui ont suivi la première saison faite par le malade aux eaux d'Aix, en 1879. Je n'ai pas besoin de dire qu'une cure de sudations, une cure à température élevée eût été très nuisible à ce malade ; elle eût été un obstacle à la crise urinaire et à une élimination abondante de sables rouges, qui s'est produite, à la fin de la première saison thermale.

4e OBSERVATION

Madame H..., 53 ans, bonne constitution, tempérament nervoso-sanguin ; son bisaïeul a été perclus de goutte, sa grand'mère présente à un haut degré la goutte aux articulations et à l'estomac ; son hérédité parternelle est franchement goutteuse, goutte au gros orteil ; sa mère sujette à des migraines, a des nodosités aux doigts ; les manifestations goutteuses observées dans cette famille ne sont point un obstacle à la longévité. La ménopause s'est manifestée chez Madame H..., à l'âge de 46 ans ; à cette époque, elle a eu des diarrhées séreuses, abondantes et périodiques, comme les règles, apparaissant soudain comme elles. Elle a eu, vers la même époque, des névralgies scapulo-humérales, très douloureuses du côté gauche, s'irradiant jusqu'aux extrémités digitales ; et plus tard, les mêmes crises névralgiques ont été nocturnes et fixées au bras droit. Après ces névralgies sont survenues des arthrites localisées aux articulations de la première phalange de l'index et du médius, à gauche d'abord, à droite ensuite, avec empâtement autour des poignets.

Enfin, des douleurs métatarso-phalangiennes, semblables à celles des mains, sont survenues aux doigts des deux pieds et dans les genoux, avec empâtement douloureux et craquements, plus marqués à droite qu'à gauche ; rien au cœur, rien aux bronches. La malade souffre souvent de bourdonnements dans les oreilles et de gastralgies, qui alternent avec les douleurs articulaires. Il y a de l'acné à la face et de la blépharite chronique; les urines sont générale- lement briquetées. La thérapeutique la plus variée et la plus intelligente a été employée sans beaucoup de succès, par le médecin éminent qui donne des soins à la malade. (M. le professeur Leudet, de Rouen.)

Madame H... est arrivée aux eaux d'Aix, en mai 1878. Elle a les articulations des mains et des pieds encore rou- ges, tuméfiées et douloureuses ; la marche est très difficile ; le pouls est à 90 pulsations, dur et résistant ; les nuits sont mauvaises, agitées ; l'irritabilité de la malade est telle, que je redoute l'effet des premières opérations thermales ; j'at- tends quelques jours, avant de commencer la cure. Mais, l'autorité du médecin qui m'avait adressé la malade, met fin à mon hésitation. Je commence la cure, en conseillant à Madame H..., les douches locales de vapeur de la division Berthollet. L'effet en est très favorable ; je passe aux dou- ches générales d'eau à 36 degrés, qui sont administrées partout excepté sur les jointures malades. Au bout de trois semaines, Madame H..., part après avoir pris 9 grandes douches avec massage et 15 douches locales de vapeur. Elle accuse une très légère amélioration dans son état, après avoir passé par une recrudescence de douleurs articulaires, occasionnée par les opérations thermales, auxquelles elle venait d'être soumise. L'amélioration produite ayant été beaucoup plus sensible quelques semaines après la cure, la malade revient à la fin de la saison, pour suivre un second traitement, qui est mieux supporté que le premier et qui se compose de 10 douches générales et de 6 douches locales de vapeur.

Le retour du sommeil revient après cette seconde cure, les digestions sont bonnes, les douleurs moindres. L'hiver suivant a été bon ; la malade est revenue en 1879, pour faire un troisième traitement, dont l'effet a été de dégager les jointures tuméfiées et douloureuses, ainsi que d'amoindrir très sensiblement les manifestations viscérales ; de réduire, en un mot l'activité pathologique goutteuse si prononcée et si générale chez cette malade, qui a été envahie par la goutte, à cette période de la vie où la vigueur du corps diminue, et où les femmes deviennent, du reste, si fréquemment sujettes à la goutte.

Madame H... présente le type si bien décrit par Sydenham à la page 12 de la traduction de son livre par Lasègue. « Le corps se transforme, dit-il, en un foyer permanent de maladie... » La médication tonique générale peut seule avoir prise sur cet ensemble si varié, si multiple de manifestations goutteuses. Une cure thermale trop active, faite à des températures trop élevées, ne peut avoir qu'un effet débilitant, spoliateur, propre à généraliser les manifestations goutteuses, au lieu de les amoindrir.

5e OBSERVATION

M. Ac..., 55 ans, lymphatico-sanguin, né de parents goutteux, a eu depuis l'âge de 30 ans des flux hémorroï-

daires abondants ; à 49 ans, il est devenu sujet à des fluxions
articulaires au gros orteil, aux pieds et aux mains ; gonflements douloureux des os du tarse et du métatarse ou du
carpe et du métacarpe, fluxions sub-aiguës passant à l'état
chronique, difficiles à résoudre, sans fièvre, accompagnées
d'œdème de toute la partie inférieure du membre. Chaque
jetée a laissé après elle, une légère saillie, dure, osseuse,
sur le tendon fléchisseur du gros orteil, sur la face dorsale
de la main, ou sur le coup de pied. La marche et les mouvements, sans être très douloureux, sont devenus difficiles. Il y a aussi chez M. Ac..., des troubles profonds de
la coloricité, qui le rendent d'une sensibilité extrême au
froid, et l'obligent même, par les chaleurs, à se couvrir
comme en hiver ; sa peau est toujours baignée de sueur.

Depuis cette apparition arthritique goutteuse, M. Ac...
n'a plus eu d'hémorroïdes saignantes ; il est devenu très
anémique ; il est faible, décoloré ; son pouls marque 100
pulsations ; mais il ne tolère ni le fer, ni les toniques longtemps continués. Les traitements par les moyens les plus
rationnels, les plus variés ont eu peu de succès.

M. Ac... est venu aux eaux d'Aix, en 1869, 70 et 71 sur
les conseils d'un de nos grands maîtres, le professeur B.
Tessier, de Lyon. Pendant les deux premières cures, il a
pris 14 douches générales à 36 degrés, avec massage général ; ces douches divisées en séries de deux, ont été suivies
d'un bain le troisième jour, qui constituait le jour de repos ;
comme traitement interne, la boisson de deux ou trois
verres de petit lait, dans la matinée, après le bain ou la
douche. La troisième année, la douche a été prise, à la
température de 30 à 32 degrès, et s'est toujours terminée
par un arrosage à l'eau froide d'un quart ou d'une demi-
minute.

Sous l'influence de ces trois cures, les manifestations articulaires se sont d'abord vivement renouvelées ; au point d'imposer l'obligation de suspendre la cure pendant plusieurs jours, pendant la période de sub-acuité, ou de réveil, qu'amène le traitement ; elles ont ensuite diminué, le pouls est redescendu à 80 pulsations ; les forces sont revenues, les sueurs profuses ont disparu ; la température du corps a repris sa chaleur normale ; l'anémie, qui n'avait pas cédé à l'usage du fer et du quinquina, a fait place à un état général excellent et le flux hémorroïdal a reparu, après une suppression de plusieurs années. Cette évolution physiologico-pathologique, ce flux hémorroïdal, semblait donc nécessaire et propre à conjurer les manifestations articulaires-goutteuses. Il n'est resté qu'un petit nodus, sur le trajet fléchisseur du gros orteil, et un autre sur le dos de la main gauche.

Par le fait de la médication sulfureuse tonique, spéciale même, les eaux d'Aix ont atténué l'arthritisme goutteux, elles ont relevé les forces de ce malade, elles l'ont reconstitué ; elles ont ramené, en même temps, le flux hémorroïdal et ont ouvert ainsi à ses activités morbides, une voie naturelle, dont son organisme avait jusque-là contracté l'habitude. Sans cette crise heureuse, la goutte, qui n'était jusqu'alors qu'une goutte faible, eût atteint les proportions d'une goutte profonde, invétérée, comme on la rencontre à la suite de supressions d'hémorroïdes. L'hémorroïde n'est donc pas toujours une complication de la goutte, comme le pensent quelques pathologistes : elle constitue quelquefois une crise salutaire dans la goutte ; elle ne devient une complication que chez les malades affaiblis ou débilités ; car la goutte se montre alors avec plus d'intensité aux articulations et sur le trajet des muscles, au lieu

3

de céder et de disparaître par le fait de l'apparition du flux hémorroïdal.

Ici encore la température élevée, les sudations abondantes eussent été fatales au malade.

6ᵉ OBSERVATION

Le malade dont il est question dans cette observation, est un goutteux franc, envoyé aux eaux d'Aix avec la consultation suivante d'un médecin en très grand renom à Bruxelles : « Je conseille à M. de V... l'usage des eaux d'Aix en Savoie sagement administrées. M. de V... est goutteux, la dernière localisation de la goutte, s'est faite en février dernier, sur le gros orteil du pied droit ; les eaux d'Aix peuvent avoir pour effet d'éloigner le prochain accès de goutte ou de l'atténuer. » (Bruxelles, juillet 1880).

M. de V..., 50 ans, bonne constitution, hérédité goutteuse, est arrivé aux eaux d'Aix, en juillet 1880, n'éprouvant aucun ressentiment de son dernier accès, complètement terminé, un mois avant. Il a pris les eaux d'Aix, avec la pensée, qui était aussi celle du médecin qui l'a envoyé à ces eaux, qu'il pourrait ainsi éloigner l'apparition de ses accès périodiques, annuels de goutte. Je lui ai fait commencer la cure, en lui disant, que je m'attendais à voir reparaître quelques manifestations articulaires, dès les deux ou trois premiers jours du traitement ; le malade était donc prévenu. Il a pris 12 douches générales à 34 degrés, en 18 jours, se reposant ainsi tous les trois jours ; on s'est abstenu de toucher trop vivement aux jointures ; mais le massage a été général ; la douche a été suivie d'une sudation assez abondante, sans être provoquée (il est vrai que nous étions alors au mois de juillet) ; le malade ne sortait de son lit, que deux heures après la douche, M. de V. buvait un verre d'eau sulfureuse avant la douche, un autre après. La journée était consacrée aux exercices en plein air, soit à pied, soit en voiture ; il n'observait du reste aucun régime spécial. Ce traitement lui procurait un agréable sentiment de bien-être et il n'a eu aucun ressentiment de douleurs articulaires, aucune manifestation viscérale. Quand M. de V. a fait usage des Eaux d'Aix, il n'était évidemment pas en puissance de la goutte, dont il avait eu pourtant de nombreuses manifestations dans sa vie.

Son observation nous démontre que la goutte aiguë elle-même, subit aussi l'influence favorable de la cure thermale d'Aix, et que dans cette maladie, dont la périodicité constitue le caractère dominant, il faut choisir le moment opportun pour son traitement.

M. de V. n'a pas eu d'accès de goutte le printemps suivant.

Je me trouve néanmoins rarement en face d'un malade, qui jouisse d'une immunité aussi complète, aux opérations thermales, que celui qui fait le sujet de cette observation ; il n'a pas épouvé le moindre retour de douleurs articulaires pendant sa cure !

Je suis souvent appelé à donner mon avis, à ceux de mes collègues qui désirent envoyer leurs malades arthritiques goutteux aux eaux d'Aix. Je n'hésite jamais à conseiller l'usage des eaux, toutes les fois que le malade se trouve à la fin d'un accès de goutte.

7° OBSERVATION

M. H..., 60 ans, hérédité goutteuse, sanguin, un peu obèse, face colorée, irritable, est sujet depuis 18 ans à une douleur fixée au gros orteil, qui revient périodiquement et qui alterne avec nne laryngite hivernale rebelle, ou des diarrhées abondantes et persistantes, avec ou sans flux hémorroïdal. Ses urines sont sédimenteuses ; il a aussi du prurit anal et scrotal et des éruptions pityriasiques aux bras et aux jambes ; la peau est alternativement sèche ou couverte d'une sueur visqueuse et fétide ; il a de la dyspepsie temporaire mais fréquente, du vertige, de l'agitation ou de la prostation et de fréquentes douleurs præcordiales, sans rien au cœur. Ce malade, qui est un type de vrai goutteux : goutte articulaire, musculaire, viscérale, sub-aiguë ou chronique, est venu six fois aux eaux d'Aix, en mettant une ou deux années de repos entre chaque cure ; il a toujours eu à chaque cure, une réapparition de sa douleur au gros orteil, réapparition qui a nécessité deux ou trois jours de suspension de la cure ; et a toujours eu aussi un retour plus ou moins prononcé de ses diverses manifestations goutteuses. Ses cures se sont toujours composées de 14 à 15 douches générales à 34 ou 36 degrés, avec massage, et de douches locales de vapeur à Berthollet ; il n'a jamais pris de bain. Les sudations produites par ces cures modérées ont toujours été extrêmement abondantes et agréables au malade ; les urines n'ont point diminué pour cela, et, en 1878, il y a eu émission de plusieurs petits graviers et de sables rouges très abondants, émission due peut-être à l'usage constant qui a été fait : 1° De l'eau minérale de Saint-Simon, prise par le malade soit aux repas, soit en dehors des repas et souvent à la source ; 2º De l'eau de Marlioz, où M. H... se rendait régulièrement dans l'après-midi, pour l'inhalation et la boisson de l'eau sulfureuse froide à la dose de un à deux verres.

Marlioz a toujours été très favorable au traitement de la laryngite, qui s'est sensiblement amoindrie et à fini par disparaître. Les autres manifestations goutteuses ont aussi beaucoup diminué et le malade, dont la vie était extrêmement occupée par de nombreuses affaires et par de grandes préoccupations, n'a été que très rarement alité.

Chaque cure a amené des manifestations multiples de la goutte, en même temps qu'une atténuation sensible de cette maladie. Ces cures ont demandé une grande surveillance, à cause des exacerbations nombreuses et variées qui se sont toujours produites, soit aux articulations, soit sur les viscères les plus affectés par la goutte.

8ᵉ OBSERVATION

M. M... de Lille, 70 ans, sanguin, bonne constitution, est aussi goutteux, qu'il est possible de l'être. Il prend chaque année au printemps, depuis 18 ans environ, un accès de goutte au gros orteil du pied gauche ou du pied droit, dont il se débarrasse, au bout d'un mois ou six semaines ; pendant le reste de l'année, surtout en automne, il devient sujet à des troubles bilieux gastriques assez graves, ou a des bronchites suffocantes. Sa peau est généralement sèche et squammeuse ou couverte d'une transpiration grasse et fétide ; son haleine est mauvaise, sa langue généralement blanche, son pouls dur et tendu marque 80 pulsations ; ses urines

sont rouges et épaisses. Il est sujet au vertige et dort
mal. Je ne mentionne pas ses nombreuses infirmités : les névralgies, les susceptibilités vésicales, les diarrhées ou les
constipations opiniâtres, les gonflements hémorroïdaux,
les sécrétions hémorroïdales blanches, etc., qu'il a éprou-
vés malgré la sobriété et la régularité de son régime.

Depuis 10 ans que ce malade fréquente les eaux d'Aix, où
il prend, chaque année, 12 douches à 34 degrés, en évitant
avec soin, surtout au début de la cure, l'action trop directe
de la douche et du massage, sur les jointures elles-mêmes,
il éprouve une sorte d'atténuation de la goutte, une amélioration dans son état général ; il a néanmoins, son accès
ou sa réapparition de goutte articulaire, pendant la cure,
mais cet accès cède promptement avec la suspension du
traitement pendant trois ou quatre jours, et grâce à l'usage
des purgatifs salins.

Il marche toujours très facilement, à son départ d'Aix, car
l'œdème qui existait aux extrémités inférieures, disparaît
après la cure.

L'effet des eaux chez M. M... est donc de dégager
entièrement les jointures, d'éviter ainsi la disposition aux
tophus, de relever l'organisme, et de le remonter en atté-
nuant les manifestations viscérales. La vie se prolonge
grâce à cela sans trop d'infirmités, et ce malade se met
ainsi à l'abri des maux dont Sydenham nous fait une
description si saisissante, dans les lignes suivantes emprun-
tées à la traduction de Lasègue : « Enfin, dit-il, pour en finir
une fois avec la catastrophe de cette funeste affection, les
viscères sont altérés, les organes secréteurs ne peuvent
plus remplir leurs fonctions, le sang devient stagnant et le
trois fois infortuné (goutteux) échange heureusement sa vie,
contre la mort, qui lui apporte le repos de ses misères. »

9e OBSERVATION

J'aurais un très grand nombre d'observations à publier, sur le traitement de la goutte par les eaux d'Aix, car on compte presque autant de goutteux que de rhumatisants, quand on s'adresse à une certaine classe de malades, qui fréquentent cette station. Mais je ne veux pas fatiguer le lecteur qui veut bien me suivre, dans ce travail sur le traitement de la goutte. Je me bornerai donc aux deux observations qui suivent: elles ont trait à des malades anglais, franchement goutteux.

M. D... a été envoyé aux eaux d'Aix, pour une goutte aiguë, compliquée de congestion pulmonaire ; il a 50 ans, est lymphatico-sanguin, et a des hérédités goutteuses à plusieurs générations ; il habite la campagne, et a un régime substantiel. Il a fait une cure à Hombourg en 1883. Depuis l'âge de 40 ans, ce malade est sujet à la goutte franche au gros orteil, au coup de pied, aux genoux, sans jamais garder de dépôt péri-articulaire, après l'accès. Il est habituellement constipé, les urines sont souvent troubles et épaisses, chargées de sables rouges, mais il n'y a jamais eu de véritable gravelle, ni sucre, ni albumine.

M. D... arrive le 8 mai 1884, et commence son traitement le 10 ; il vient de passer son hiver dans le midi, à cause de l'affection bronchique, dont il a été atteint pour la première fois en décembre dernier (1883) ; il a eu avant son arrivée à Aix, son accès de goutte articulaire aux pieds, comme il l'a chaque année en mars ou avril. La marche est encore difficile, les pieds sont œdématiés et doulou_ reux.

M. D... prend le 10 mai sa première douche générale
avec massage, sous ma surveillance, (à 34 degrés) ; on a soin
de ne pas toucher aux articulations dernièrement affectées,
qui sont garanties de la main du masseur par un foulard. Le
11, repos ; le 12 et le 13, douches ; le 14, repos ; le 15 et le 16,
douches ; le 17, repos ; et ainsi de suite par deux douches et
un jour de repos, jusqu'à 14 douches. Quelques douleurs
fugaces reparaissent, puis cèdent rapidement ; les articulations et le coup de pied se dégagent ensuite complètement ;
la douleur disparaît, et le malade peut se remettre à faire un
exercice, qui doit être modéré, suivant ma prescription. Le
poignet droit, qui avait été atteint à la dernière crise, est
repris plus sensiblement que les pieds ; mais la cure n'est
pas interrompue, et la douleur de poignet disparaît, au bout
de peu de jours.

Le malade va, dans l'après-midi, à Marlioz, où il fait un
traitement d'inhalations et de boissons, pour combattre
l'affection bronchique dont il se sent menacé, depuis sa
crise du mois de décembre dernier, affection bronchique
qui est une manifestation hivernale de la goutte.

Sous l'influence de ce traitement, les selles deviennent
régulières, les urines sont beaucoup plus abondantes, et la
peau fonctionne plus largement. Le malade part dans de
bonnes conditions, après avoir supporté les eaux aussi facilement qu'un rhumatisant, parce qu'il est venu les prendre,
immédiatement après son accès de goutte. L'hiver suivant
s'est passé sans le retour de l'affection pulmonaire de
l'année précédente, et l'accès articulaire du printemps n'a
pas eu lieu.

10e OBSERVATION

Chez le malade, dont il est question dans cette dernière observation, la tolérance des eaux n'existe pas comme chez les précédents ; je le cite comme une exception, comme un goutteux réfractaire, peut-être comme un indocile.

M. St..., 45 ans, hérédités goutteuses à plusieurs générations, tempérament nervoso-bilieux, arrive de l'Inde, où il a été militaire, et où il a été atteint d'affections hépathiques. Après avoir eu la goutte aux orteils pendant plusieurs années, il est devenu sujet à des douleurs musculaires fixées aux épaules, à la nuque, aux coups de pieds, à la plante des pieds. Ces douleurs plantaires, qui sont plus récentes que les autres, ont amené aux eaux d'Aix, ce malade, qui était à Rome depuis le commencoment de l'hiver. La cure, commencée avec toutes les précautions possibles en Mai, n'a pas présenté d'incidents à noter, pendant les cinq ou six premiers jours ; mais une fois sorti de ma surveillance, qui s'était exercée dès les premiers jours, au moment de l'opération thermale elle-même, ce malade s'est obstiné, malgré mes recommandations, à faire doucher les articulations malades, avec insistance. Un accès de goutte franche s'est bientôt manifesté, au gros orteil du pied gauche, avec enflure, rougeur et douleurs vives. La continuation de la cure est devenue dès lors impossible, malgré le repos ordonné, malgré l'usage même de la médication spéciale au traitement de la goutte. Le malade a dû partir au bout de huit ou dix jours d'un traitement propre à combattre l'état d'acuité.

Je me fais un devoir de publier cette observation, sans rechercher les causes de l'intolérance des eaux ; elles sont multiples et difficiles à déterminer ; le tempérament bilieux, les maladies hépathiques antérieures, l'indocilité du malade, son mariage tardif et contracté peu de temps avant la cure thermale, sont autant de causes à invoquer. Mais je tiens aussi à ajouter que le réveil franc de la goutte, par les eaux d'Aix, qui s'observe si fréquemment, est rarement un obstacle aussi absolu que chez ce malade à la continuation de la cure. En effet, à la suite de la suspension du traitement pendant deux ou trois jours seulement et avec l'usage d'une médication directe appropriée à l'état aigu ou sub-aigu, le traitement thermal est toujours repris et continué avec succès.

RÉFLEXIONS

Il résulte de ces observations qui ont le mérite de l'exactitude dans le diagnostic, toujours porté par des maîtres, dont le jugement ne peut être contesté :

1º Que les eaux d'Aix sont parfaitement indiquées dans le traitement de la goutte sub-aiguë ou chronique, articulaire, musculaire ou viscérale ; ces eaux sont du reste utilisées depuis une époque fort ancienne dans le traitement de la goutte.

2º Que les méthodes de traitement employées pour combattre la goutte sont différentes de celles qu'on emploie dans le traitement du rhumatisme.

En effet, si les eaux d'Aix prises à des températures élevées, à leur température normale de 44 à 45 degrés centigrades, par exemple, conviennent aux rhumatisants, elles sont loin d'être favorables aux goutteux, qui sont trop irritables, pour pouvoir s'accommoder des transpirations profuses et répétées et de l'excitation qui résultent de ce mode d'administration des eaux d'Aix. Les maladies les plus sérieuses peuvent ainsi provenir d'un mauvais emploi des eaux chez les goutteux. Il faut toujours abaisser la température de l'eau qui sert à la douche, dans le traitement de la goutte. On réduit ainsi la cure aux proportions d'un traitement hydrothérapique, comme j'ai eu soin de le dire, en commençant ce travail ; on diminue l'activité de la cure thermale, ce qui est d'une nécessité absolue dans le traitement de la goutte.

On obtient en faisant ainsi, la médication tonique, reconstituante, appropriée, que réclament les goutteux dont je viens de citer les observations. Ces malades sont atteints depuis de longues années, comme on a pu le voir, pour ceux qui sont l'objet des premières observations, de la 7e et de la 8e surtout. Ils ont été amenés par leur maladie, par leurs souffrances répétées, quotidiennes même à un état de fatigue et d'anémie toujours assez prononcé, et ils restent en même temps très susceptibles, irritables à l'excès. Ils ont besoin d'une médication douce et reconstituante, plutôt externe qu'interne, car ils ne supportent pas longtemps les toniques à l'intérieur.

Le traitement thermal tel que nous l'administrons depuis un grand nombre d'années à la température de 32 à 34 degrés, constitue un moyen facile à supporter, agréable même au malade et éminemment tonique. Il imprime une activité très sensible à tout l'organisme et favorise sans effort le jeu de toutes les fonctions.

L'impression ressentie par le système nerveux cutané, qui est plus directement en jeu dans ce traitement, par la douche et le massage, n'est pas étrangère à cet effet général si remarquable ; elle mérite toute notre attention.

L'intégrité des fonctions cutanées, urinaires et digestives est pleinement conservée, ainsi qu'on a pu le voir dans les observations 2e, 3e, 4e et 5e où l'activité de la peau ne diminue en rien la sécrétion urinaire, qui arrive à se produire parfois d'une manière très abondante. Le mouvement intestinal se ressent aussi sensiblement de cette action légèrement stimulante et tonique. On observe aussi, comme dans la 5e observation, le retour de certains flux.

Il ne faut pas perdre de vue, dans le traitement de la goutte, que les cures doivent être courtes et modérées ; les eaux ont pour effet de produire immédiatement, et souvent dès la première opération, le réveil de douleurs articulaires ou de troubles viscéraux. Ce réveil irait rapidement jusqu'à l'intolérance des eaux, si la cure était trop prolongée.

A la température de 34 degrés, le réveil des douleurs articulaires n'est pas à redouter, surtout quand on ne s'adresse pas directement à l'articulation malade elle-même, quand on révulse, quand on s'adresse aux tissus voisins.

Ce réveil de douleurs articulaires et de fatigues viscérales, constitue du reste un accès artificiel de goutte, qui éloigne et atténue les crises dont le malade attend le retour avec effroi.

La cure thermale ainsi pratiquée amène une élimination très active des produits de la goutte, comme on le voit dans les observations 3e, 4e et 7e en particulier.

La 6e et la 9e observations présentent un grand intérêt : nous nous trouvons en face de malades atteints de la goutte articulaire aiguë, franche, et le traitement thermal très bien supporté, leur a été utile. Il faut attribuer cette tolérance exceptionnelle des eaux, dans la goutte aiguë, jeune et active, au moment qui a été choisi pour la cure thermale, chez ces malades, aussitôt après l'accès quand l'orgaganisme a éliminé une partie des produits de la goutte et que le malade reste sous l'influence débilitante du dernier accès. Notre médication générale externe, douce et reconstituante convient alors parfaitement ; il ne faut jamais prolonger la cure, et savoir s'en tenir à un petit nombre d'opérations thermales, comme chez les malades des observations 6e et 9e.

Dans la 10e observation, il y a intolérance des eaux ; ce cas est exceptionnel, comme je l'ai dit, et dépend de causes multiples.

Dans la 7e et dans la 8e observations, les manifestations viscérales et articulaires de la goutte sont multiples et revêtent un caractère sérieux. Les malades arrivent aux eaux dans un état de fatigue extrême, et leur traitement réclame la plus grande surveillance, à cause du réveil général et successif de toutes les manifestations de la goutte, qui se produit dès les premières opérations thermales. Ces malades marchaient vers la cachexie goutteuse et étaient menacés des désordres les plus graves ; l'effet des eaux est remarquablement favorable chez eux, et ils deviennent ainsi des habitués reconnaissants de la station.

La malade de la première observation pouvait s'attendre, plus que tout autre, à l'apparition de tous les désordres viscéraux et articulaires, décrits par Sydenham. Grâce aux cures fréquentes et modérées qu'elles a suivies, elle a réussi à triompher des désordres articulaires et musculaires qui étaient justiciables des eaux d'Aix, elle a obtenu la facilité des mouvements et elle a atteint un âge avancé avec la plénitude de ses facultés.

Je ne cherchai pas dans les statistiques chimiques l'explication de ces effets favorables des eaux d'Aix, dans la goutte ; car, ces statistiques appliquées à la goutte chronique, viscérale et articulaire, ne nous disent absolument rien.

Dans une des ses remarquables leçons, M. le professeur Peter ne nous dit-il pas avec raison : « Sans doute la chimie nous a appris que dans la goutte, il y a un trouble discrasique, caractérisé par la trop grande quantité dans le sang, d'acide urique et d'urate de soude, et c'est là une conquête dont on doit être très reconnaissant envers le chimiste. Mais, si quelques-unes des manifestations goutteuses peuvent être rattachées à la présence exhubérante, dans le liquide sanguin, d'une substance chimique, si le dépôt d'urate de soude, en certains points de l'organisme explique certains troubles ressentis et observés, combien d'autres, par contre, ne peuvent admettre la même démonstration ; dans la migraine et dans l'asthme, par exemple, le corps du délit est impossible à saisir... etc. »

Le traitement local, ne joue pas, comme on le voit, le rôle principal dans le traitement de la goutte chronique aux eaux d'Aix ; cependant, il est actif, puissant même, et ne doit jamais être négligé. Il s'emploie sous forme de douches locales de vapeur, dites douches Berthollet, avec la vapeur produite par l'eau à sa température normale sans chauffage artificiel bien entendu [1] ; il s'emploie aussi sous forme de douches d'eau, mais dans ce second cas, il devient dérivatif ; en effet, on applique la douche et le massage dans le voisinage des articulations affectées, avant d'en venir à une action plus directe, comme on arrive à le faire vers la fin de la cure. Le massage général est toujours indispensable pendant la cure thermale d'Aix.

---

[1] La division Berthollet est due à l'habile direction de M. l'ingénieur Jules François ; elle joue un rôle important dans la cure thermale d'Aix.

Le bain d'eau minérale est peu employé dans le traitement de la goutte ; il réveille trop vivement et trop promptement les manifestations articulaires.

Le traitement interne, au contraire, joue un rôle assez utile ; il est bon de ne pas le négliger. La boisson du petit lait constitue un moyen très avantageux, je l'emploie souvent, à la dose de 3 à 4 verres par jour ; j'emploie aussi la boisson des eaux sulfureuses froides de Marlioz, de Challes même, à la dose d'un ou deux verres. Je conseille aux repas et en dehors des repas, la boisson des eaux de Saint-Simon ; j'emploie ces eaux avec avantage depuis 1853. (Voir *Analyse des eaux de Saint-Simon*, 1853.)

On traite certainement la goutte sub-aiguë ou chronique, articulaire et viscérale, avec succès dans un grand nombre de stations thermales, dans celles mêmes où la minéralisation des eaux joue un faible rôle; mais il est rare de trouver ailleurs autant de ressources que dans la station d'Aix, où la douche et le massage constituent de précieux adjuvants de la médication thermale.

L'action sulfureuse n'est pas aussi puissante aux eaux d'Aix qu'on a pu le croire. Ces eaux sont faiblement minéralisées, c'est leur thermalité qu'il faut redouter.

Je n'entends pourtant pas exclure complètement l'action sulfureuse, dans le mode d'action de ces eaux chez les goutteux ; car il se produit constamment un dégagement assez considérable d'hydrogène sulfuré, que le malade respire partout où il va, pour suivre son traitement : dans le cabinet de la douche générale comme dans la division Berthollet. Il ne faut pas craindre cette action sulfureuse.

Il est difficile de faire exactement la part de chacun des éléments qui concourent au traitement de la goutte.

Les observations, que je viens de publier ont surtout pour but de démontrer que le degré de thermalité des eaux d'Aix joue un rôle plus important que la minéralisation elle-même dans le traitement de la goutte, et qu'il faut attribuer aux modifications apportées dans le mode d'administration de ces eaux depuis un certain nombre d'années leur succès toujours croissant dans le traitement des maladies goutteuses.

Chambéry. — Imprimerie CHATELAIN, avenue du Champ-de-Mars.